BEI GRIN MACHT SICH IHR WISSEN BEZAHLT

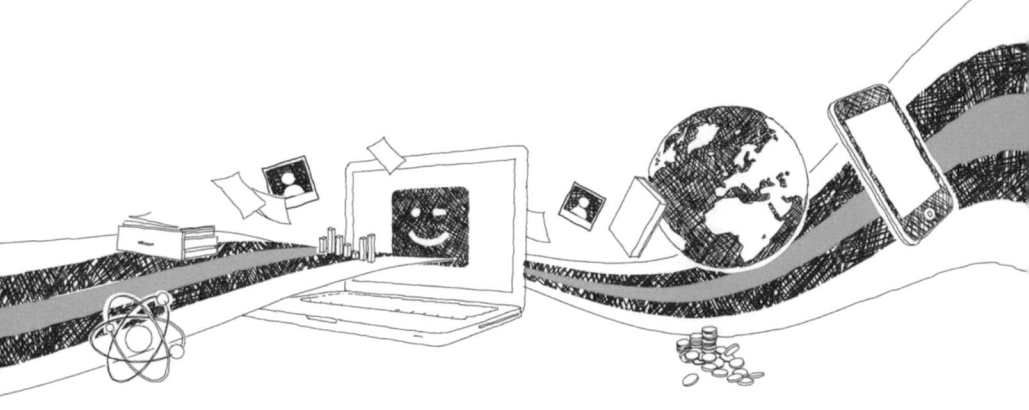

- Wir veröffentlichen Ihre Hausarbeit, Bachelor- und Masterarbeit

- Ihr eigenes eBook und Buch - weltweit in allen wichtigen Shops

- Verdienen Sie an jedem Verkauf

Jetzt bei www.GRIN.com hochladen und kostenlos publizieren

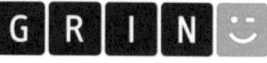

Katharina Daub

Wie sollte ein "barrierefreies" Aufnahmegespräch im Rahmen der pflegerischen Anamnese bei Patienten mit Asperger-Syndrom gestaltet werden?

GRIN Verlag

Bibliografische Information der Deutschen Nationalbibliothek:

Die Deutsche Bibliothek verzeichnet diese Publikation in der Deutschen National-
bibliografie; detaillierte bibliografische Daten sind im Internet über http://dnb.d-
nb.de/ abrufbar.

Impressum:

Copyright © 2014 GRIN Verlag GmbH
Druck und Bindung: Books on Demand GmbH, Norderstedt Germany
ISBN: 978-3-656-95089-9

Dieses Buch bei GRIN:

http://www.grin.com/de/e-book/296368/wie-sollte-ein-barrierefreies-aufnahmege-
spraech-im-rahmen-der-pflegerischen

GRIN - Your knowledge has value

Der GRIN Verlag publiziert seit 1998 wissenschaftliche Arbeiten von Studenten, Hochschullehrern und anderen Akademikern als eBook und gedrucktes Buch. Die Verlagswebsite www.grin.com ist die ideale Plattform zur Veröffentlichung von Hausarbeiten, Abschlussarbeiten, wissenschaftlichen Aufsätzen, Dissertationen und Fachbüchern.

Besuchen Sie uns im Internet:

http://www.grin.com/

http://www.facebook.com/grincom

http://www.twitter.com/grin_com

Inhaltsverzeichnis

1 Einführung in das Thema und Methode

„Menschen mit Behinderungen erfahren in vielen Lebenssituationen Beeinträchtigungen, die sie von der Teilhabe an sozialen und gesellschaftlichen Prozessen ausschließen. Ein Bereich, der bisher unzureichend in den Fokus der Aufmerksamkeit geraten ist, stellt das Krankenhaus dar." (Bienstein 2006)

In dieser Hausarbeit soll die Fragestellung: „Wie sollte ein "barrierefreies" Aufnahmegespräch im Rahmen der pflegerischen Anamnese bei Patienten mit Asperger-Syndrom gestaltet werden?" behandelt werden. Dazu wird zuerst die Autismus-Spektrum-Störung beschrieben, was dazu führen soll, näher auf das Asperger-Syndrom einzugehen. Im Anschluss daran wird die Krankenhausaufnahme beleuchtet. Dabei soll der Begriff „Barrierefreiheit" genauer definiert werden. Zusätzlich möchte die Autorin dem/der Leser/-in kurz darstellen, was eine pflegerische Anamnese bei der Krankenhausaufnahme überhaupt bedeutet. Daraufhin wird das Aufnahmegespräch durch Pflegekräfte bei Patienten mit dem Asperger-Syndrom beschrieben. Es sollen mögliche Probleme beschrieben werden, auf die Pflegekräfte während der Aufnahme stoßen können. Dies dient dem Zweck, Rahmenbedingungen aufzustellen, die es Pflegekräften und Patienten mit dem Asperger-Syndrom ermöglichen, eine pflegerische Anamnese „barrierefrei" durchführen zu können. Zum Ende dieser Arbeit wird die Autorin noch einmal kurz die Ergebnisse reflektieren um zu einer Beantwortung der Fragestellung zu gelangen und ihre persönliche Meinung zu dem behandelten Thema zu schildern.

Zur Bearbeitung der Arbeit wurde in Moodle bereitgestellte Literatur von der betreuenden Professorin verwendet. Zusätzlich wurde im Katalog der Bibliothek der Fachhochschule Frankfurt am Main und im Internet Literatur recherchiert. Es wurden Quellen aus den Jahren 2004 bis 2013 ausgewählt, die der Autorin als sinnvoll erschienen. Die verwendete Literatur ist deutsch- oder englischsprachig und lässt sich in Monographien, Sammelbänden, Zeitschriftenartikel und dem Internet wiederfinden. Es wird in der maskulinen Form von Patienten geschrieben, dies dient ausschließlich der Einfachheit. Die verwendeten Quellen finden sich im Literaturverzeichnis. Um Abkürzungen zu klären, dient der Anhang.

2 Autismus

Autismus ist im klinischen Wörterbuch folgendermaßen definiert: „Kontaktstörung mit Rückzug in die eigene Vorstellungs- und Gedankenwelt und Isolation von der Umwelt; Vork.: z.b. bei Schizophrenie, Neurose oder bestehende Persönlichkeitsstörungen. Vgl. Autismus, frühkindlicher; Asperger-Syndrom; Denken, autistisches." (Pschyrembel et al. 2004)

Daraus lässt sich ableiten, dass Autismus in verschiedenen Formen auftreten kann. Dies soll in diesem Kapitel deutlich werden.

2.1 Die Autismus - Spektrum – Störungen

„Die Autismus-Spektrum-Störungen umfassen eine Vielzahl von Symptomen, ein weites Spektrum an klinischen Manifestationen und eine große Variationsbreite von Ausprägungsgraden. Autismus-Spektrum-Störungen gelten als Entwicklungsstörungen des zentralen Nervensystems („neurodevelopmental disorders") und sind mit Beeinträchtigungen basaler Hirnfunktionen assoziiert, die die Kontaktfähigkeit beeinflussen." (Remschmidt et al. 2007, A873)

In der Literatur ist beschrieben, dass als Autismus-Spektrum-Störungen der frühkindliche Autismus oder Kanner-Syndrom, das Asperger-Syndrom und der atypische Autismus zusammengefasst wurden (Ebert et al. 2012, 841; Remschmidt et al. 2007; Remschmidt 2006, Vogeley 2012, 105). Unter dem ICD-10 lassen sich die Autismus-Spektrum-Störungen unter den Codes F84.- finden, die untergeordnet sind zu den „tiefgreifenden Entwicklungsstörungen" (DIMDI 2014).

Der frühkindliche Autismus bzw. Kanner-Syndrom ist als schwerste Form des Autismus anzusehen. Hier zeichnet sich eine Entwicklungsstörung bereits vor dem dritten Lebensjahr ab. Beim Kanner-Syndrom lässt sich eine Abkapselung erkennen und es kommt zu einer verspäteten Sprachentwicklung. Die erlernte Sprache klingt eher mechanisch und einstudiert. Menschen mit Kanner-Syndrom sind in der Interaktion stark beeinträchtigt, daraus resultieren Probleme, Bindungen mit anderen Menschen einzugehen. (DIMDI 2014, F84.0; Remschmidt et al. 2007, A873f.; Remschmidt 2008, 16ff.; Remschmidt et al. 2006, 18f.)

Beim atypischen Autismus treten die Entwicklungsstörungen häufig erst nach Vollendung des dritten Lebensjahres auf, können aber alle

Symptome des frühkindlichen Autismus beinhalten, oder die Entwicklungsstörung wird bereits vor Vollendung des dritten Lebensjahres erkannt, es treten jedoch nicht alle klassifizierten Symptome des Kanner-Syndroms auf. Hier ist häufig eine Intelligenzminderung erkennbar. Aus diesem Grund wird der atypische Autismus im ICD-10 unterschieden und ist zudem noch unterschieden nach Erkrankungsalter und Symptomatik. (DIMDI 2014, F84.1; Remschmidt 2008, 67)

Näher wird auf die Autismus-Spektrum-Störung an dieser Stelle nicht eingegangen, es wird auf die angegebene Literatur verwiesen.

Das Asperger-Syndrom soll im nachfolgenden Kapitel eingehend behandelt werden.

2.2 Das Asperger – Syndrom

„Abgegrenzt werden muss der frühkindliche Autismus zunächst vom Asperger-Syndrom (autistische Persönlichkeitsstörung). Die Unterschiede zwischen diesen beiden autistischen Syndromen liegen vor allem im Krankheitsbeginn, im sprachlichen und intellektuellen Bereich, sowie in den motorischen Besonderheiten: Kinder mit Asperger-Syndrom lernen früher sprechen, entwickeln oft auch eine differenzierte Sprache und weisen meist gute bis durchschnittliche intellektuelle Fähigkeiten auf. Sie entwickeln oft ausgeprägte Sonderinteressen, mit denen die sich nahezu ausschließlich beschäftigen, und zeigen, wenn sie älter sind, oft zwanghafte Verhaltensweisen." (Remschmidt 2008, 24) Hans Asperger beschrieb diese Entwicklungsstörung 1944 erstmals als „autistische Psychopathie" (Remschmidt et al. 2006, 2) und hob diese somit vom frühkindlichen Autismus ab (Remschmidt 2008, 12)

Das Asperger-Syndrom manifestiert sich ab einem Alter von 3 Jahren. Das Verhältnis männlich/weiblich beträgt 8:1. Anders als beim frühkindlichen und atypischen Autismus, sind Menschen mit Asperger-Syndrom nicht in ihren kognitiven Fähigkeiten eingeschränkt. (Ebert et al. 2012, 841; Remschmidt et al. 2007, A874; Roy et al. 2009, 59f.; Vogeley 2012, 128) In der Literatur wird die Intelligenz bei dem Asperger-Syndrom häufig diskutiert. Einheitliches Ergebnis jedoch ist, dass die Intelligenz beim Asperger nicht eingeschränkt ist. Jedoch ist nicht eindeutig erkennbar, ob der „High-Functioning-Autismus" eine Form des Asperger-

Syndroms ist, oder eine alleinstehende Form darstellt. (Remschmidt 2008, 51f; Remschmidt et al. 42ff.; Roy et al. 2009, 61; Vogeley 2012, 104f.) Die Symptomatik des Asperger-Syndroms zeigt sich wie folgt:

Soziale Interaktion

Es besteht eine Beeinträchtigung in der sozialen Interaktion. Menschen die mit dem Asperger-Syndrom leben, haben große Schwierigkeiten mit dem Aufbau sozialer Bindungen. Dies liegt vor allem darin begründet, dass sie selbst keine Empathie zeigen können. Sie können bei ihrem Gegenüber keine non-verbalen Verhaltensmuster erkennen und diese infolgedessen auch nicht deuten. Ebenso gilt dies für die Sprache. Sowohl veränderte Stimmlage, als auch Zweideutigkeit kann von Menschen mit Asperger nicht interpretiert werden. In Gesprächen ist es bspw. auch nicht möglich, Blickkontakt konstant zu halten. Außerdem kann es sein, dass Gesprochenes oder Reaktionen nicht in den Kontext eines Gespräches passen, da wie bereits erwähnt, kaum oder keine Empathie vorhanden ist. (Ebert et al. 2013, 13ff.; Ebert et al. 2012, 842f.; Remschmidt 2008, 47; Remschmidt et al. 2007, A875; Remschmidt et al. 2006, 19, 86ff.; Vogeley 2012, 95ff.) Im Erwachsenenalter lassen sich für die Betroffenen zwar meist gewisse Verhaltensmuster erlernen, es ist jedoch auffällig, dass Menschen mit Asperger-Syndrom häufig zurückgezogen leben. So fällt es ihnen ebenfalls schwer, Partnerschaften einzugehen, da hier ein hohes Maß an Interaktion erforderlich wäre. Die Kommunikation mit anderen findet gerne in schriftlicher Form statt, da in diesem Falle nicht auf non-verbale Verhaltensmuster geachtet werden muss. (Ebert et al. 2012, 843f.; Roy et al. 2009, 60f.)

Theory of mind

In der Literatur wird diese Symptomatik mit der „Theory of Mind" erklärt, „Definition: Mit dem Begriff »Theory of Mind« ist die Fähigkeit gemeint, psychische Zustände (Gefühle und Gedanken) anderen Personen und sich selbst zuzuschreiben, also die Fähigkeit, die eigenen Gedanken, Gefühle, Wünsche, Absichten und Vorstellungen und diejenigen anderer zu erkennen, zu verstehen und vorherzusagen." (Remschmidt et al. 2006, 46). Damit lässt sich erklären, weshalb Menschen mit dem Asperger-Syndrom wenig empathiefähig sind. (Ebert et al. 2013, 20ff.; Ebert et al.

2012, 845; Remschmidt et al. 2007, A875; Remschmidt et al. 2006, 46ff.; Roy et al. 2009, 62; Vogeley 27ff.)

Spiegelneuronen

Spiegelneuronen machen es dem Menschen in seiner Entwicklung möglich, Verhalten und Emotionen anderer zu spiegeln bzw. zu interpretieren. Fängt ein Mensch an zu lachen, spiegelt sein Gegenüber dies anhand der Spiegelneuronen im Hirn und beginnt auch an zu lachen. Dies begründet Gallese durch einen Versuch an Primaten. Diese spiegelten das Verhalten ihres Gegenübers im Gehirn, ohne selbst eine Handlung auszuführen (Gallese 2006,3ff.). „My hypothesis is that these deficits, like those observed in the related Asperger Syndrome, are to be ascribed to a deficit or malfunctioning of "intentional attunement" because of a malfunctioning of embodied simulation mechanisms, in turn produced by dysfunction of the mirror neuron systems." (Gallese 2006, 7) Damit würde Gallese erklären, warum es Menschen mit Asperger-Syndrom nicht oder kaum gelingen kann, gewisse Verhaltensmuster oder emotionale Zustände zu interpretieren oder zu erlernen. (Gallese 2006; Roy et al. 2009, 62)

Kommunikation

Menschen, die mit dem Asperger-Syndrom leben, sind weiterhin in der Kommunikation beeinträchtig. Dieser Aspekt lässt sich nicht immer von der sozialen Interaktion abgrenzen und findet sich deshalb häufig unter einem Punkt zusammengefasst. Begründbar ist die beeinträchtigte Kommunikation ebenfalls mit der „Theory of Mind" und den fehlenden Spiegelneuronen. Die Sprache wird von Kleinkindern mit Asperger später erlernt, es sollten jedoch bis zu dritten Lebensjahr die ersten Sätze gesprochen werden. Im weiteren Verlauf zeigt sich, dass ein umfangreicher Wortschatz vorhanden ist und die erlernte Sprache grammatikalisch korrekt angewendet wird. In der Sprachmelodie lassen sich jedoch Besonderheiten feststellen. Das Gesprochene klingt meist monoton und einstudiert. Außerdem besteht eine Beeinträchtigung in der Pragmatik der Sprache, dadurch kann bspw. Ironie nicht verstanden werden. Häufig wird viel zu viel Information gesprochen, da es Menschen mit Asperger nur schwer möglich ist, zu konkretisieren. (Ebert et al. 2013,

13ff.; Ebert et al. 2012, 842f.; Remschmidt 2008, 47f.; Remschmidt et al. 2007, A875; Remschmidt et al. 2006, 91ff.; Vogeley 2012, 87f.)

Stereotypen

Menschen mit Asperger-Syndrom können an Zwängen leiden, dies sind immer wiederkehrende Verhaltensmuster, die Außenstehenden oft nicht logisch erscheinen. Häufiger tritt dieses Phänomen jedoch beim Kanner-Syndrom auf. Asperger Autisten haben häufig ein spezielles Interesse, nicht selten sind dies wissenschaftliche Interessensgebiete (Mathe, Informatik, Forschung etc.). Diese Interessen beanspruchen meist sehr viel Zeit, so dass kaum Zeit für das alltägliche Leben übrig bleibt. Für eine spätere Berufswahl kann dies jedoch von Vorteil sein. Drüber hinaus können auch besondere Begabungen auftreten, wie ein fotografisches Gedächtnis. In ihrer Motorik wirken Asperger Patienten eher ungeschickt und besitzen nur ein geringes Maß an Koordination. Dies wirkt für Außenstehende häufig „schwerfällig". Zum Problem kann dieses stereotype Verhalten werden, wenn dies so viel Zeit in Anspruch nimmt, dass für das alltägliche Leben keine Zeit mehr bleibt und dies miteinander kollidiert. (Ebert et al. 2013; Ebert et al. 2013, 13ff.; Ebert et al. 2012, 843f.; Remschmidt 2008, 47f.; Remschmidt et al. 2007, A875; Remschmidt et al. 2006, 95ff.; Roy et al. 2009, 61; Vogeley 2012; 99f.)

Zentrale Kohärenz

Begründbar ist das stereotype Verhalten durch fehlende zentrale Kohärenz. Das heißt, dass Menschen mit Asperger Probleme damit haben, Verhalten nach Priorität zu ordnen, da für sie die eigenen speziellen Interessen im Vordergrund stehen. Gerät diese Auffassung ins Wanken, so treten Ängste oder gar Panikattacken auf. Dies kann zu Berührungsängsten führen und sogar Halluzinationen hervorrufen. (Ebert et al. 2013, 20; Ebert et al. 2012, 844; Roy et al. 2009; 62f.)

Exekutive Funktionen

Asperger Patienten haben Schwierigkeiten darin, sich an neue Situationen anzupassen. Durch fehlende oder mangelhafte exekutive Funktionen entsteht diese Problematik. Es besteht eine herabgesetzte Aufmerksamkeit und es können nur schwer neue Verhaltensweisen erlernt werden. (Ebert et al. 2013, 20; Roy et al. 2009, 63)

Tiefer soll an dieser Stelle nicht auf das Asperger-Syndrom eingegangen werden, es wird auf die angegebene Literatur verwiesen.

3 Die Krankenhausaufnahme

„Die Aufnahme in ein Krankenhaus stellt den Patienten vor eine neue Situation, die er erst einmal individuell verarbeiten muss. (…). Alle dies Faktoren beeinflussen aber nicht nur den Patienten, sondern auch die Pflegenden, die den Patienten ja entsprechend seiner individuellen Bedürfnisse pflegen möchte." (Menche et al. 2004, 15)

3.1 Die Bedeutung von Barrierefreiheit

„Barrierefreiheit im weiteren, eigentlichen Sinn: An sich zielt das Prinzip der Barrierefreiheit aber darauf, dass nicht nur Menschen mit Behinderung in die allgemein übliche Nutzung der gestalteten Umwelt einbezogen werden. Dieses weitergehende und eigentliche Verständnis von Barrierefreiheit unterscheidet gar nicht mehr zwischen einzelnen Personengruppen. Die Umwelt soll so gestaltet sein, dass sie die Bedürfnisse aller Menschen berücksichtigt. Keine Personengruppe soll aufgrund einer bestimmten Gestaltung von der Nutzung ausgeschlossen werden. Dieses Verständnis der Barrierefreiheit wird auch "Design für alle" oder "universelles Design" genannt." (BKB 2014)

Barrierefreiheit bedeutet für die meisten Menschen, dass Menschen mit körperlichen Behinderungen einen uneingeschränkten Zugang zu allen Bereichen des täglichen Lebens haben. Häufig werden Beeinträchtigungen anderer Art gar nicht oder nur wenig berücksichtig. Die UN-Behindertenrechtskonvention umfasst dabei jedoch jegliche Art von Behinderung, ganz gleich, ob diese körperlicher oder seelischer Natur ist. Doch vor allem in der medizinischen Versorgung, sollte es möglich sein, eine vollständige Barrierefreiheit zu erreichen. Doch gerade im Bereich Autismus-Spektrum-Störungen sind auch Ärzte nicht ausreichend informiert, was Barrierefreiheit hier überhaupt bedeutet. (BKB 2014, Deutsches Institut für Menschenrechte 2014; Sappoka 2011, 40f.)

„Noch gibt es (..) viele Barrieren, weshalb der Begriff „Barrierefreiheit" inzwischen sehr viel breiter diskutiert wird, als nur im Zusammenhang mit Rampen für Rollstuhlfahrer und Zugänglichkeit von Gebäuden. Es geht auch um verständliche Sprache, um Kommunikation, um Zugang zu Orten und Inhalten – körperlich wie geistig." (Wilnsdorf 2007, 12)

3.2 Die pflegerische Anamnese bei Patienten mit dem Asperger - Syndrom

„Das Erstgespräch dient der Kontaktaufnahme zwischen Pflegekraft und Patient. Ggf. sind auch Angehörige am Aufnahmegespräch beteiligt, insbesondere bei Kindern. Ziel ist es, für die Pflege des Patienten Informationen zu gewinnen, ihm aber auch Informationen zu geben." (Menche et al. 2004, 298)

Patienten, die mit dem Asperger-Syndrom leben, sollten möglichst so im Krankenhaus aufgenommen werden, dass es nicht zu unnötigen und langen Wartezeiten kommt. Dies sollte vor allem bei einer geplanten Krankenhausaufnahme ermöglicht werden, jedoch auch bei einer notfallmäßigen Aufnahme muss dieser Aspekt Berücksichtigung finden. Handlungsabläufe sollen dem Patienten genau erklärt werden, so dass für ihn nichts „Unvorhersehbares" eintritt. Zu Beginn eines pflegerischen Anamnesegespräches sollte dem Patienten folglich unmissverständlich erklärt werden, warum dieses Gespräch durchgeführt wird und wie lange es dauern wird. Das Anamnesegespräch sollte in einer ruhigen Umgebung stattfinden. So kann z.b. das Patientenzimmer gewählt werden, welches vorzugsweise ein Einzelzimmer ist. Dies ermöglicht es dem Patienten sich auf das Gespräch konzentrieren zu können und nicht abgelenkt zu werden. Erklären lassen sich diese Punkte aufgrund der mangelnden zentralen Kohärenz, siehe Kapitel 2.2. Da es dem Patienten schwerfällt, an sozialen Interaktionen teilzunehmen, ist die grundsätzliche Wahl eines Einzelzimmers vorzuziehen. Dadurch minimiert sich der Stressfaktor für den Patienten, folglich auch für das Personal und Mitpatienten. (Preißmann 2013, 3061; Roy et al. 62; Sappok 2011, 41)

Während des Gespräches ist darauf zu achten, dass die Pflegekraft gezielte Formulierungen wählt und sich unmissverständlich ausdrückt. Sofern vom Patienten angenehmer empfunden wird, sollte ihm angeboten werden, das Anamnesegespräch schriftlich durchzuführen. Dadurch kann die Gefahr, dass der Patient verzweifelt versucht, sich auf non-verbales Verhalten des Gegenübers zu konzentrieren, deutlich minimiert werden. Außerdem sollte der Patient nicht zu erzwungenem Blickkontakt genötigt werden, dies vereinfacht ihm das Gespräch immens. Die Begründung hierfür ist die „Theory of Mind" und die fehlenden Spiegelneuronen, beides ist in Kapitel 2.2 näher beschrieben. (Preißmann 2013, 3061f.; Sappok 2011, 41)

Pflegekräfte sollten erklären, warum sie bestimmte Fragen stellen, also warum dies für sie wichtig ist zu wissen. Wird einem Patienten mit dem Asperger-Syndrom dies nicht erklärt, so kann er für sich keinen sinnvollen Zusammenhang herstellen. Sinnvoll ist es außerdem, wenn möglich eine Bezugsperson des Patienten am Gespräch zu beteiligen. Zum einen gibt dies dem Patienten ein gewisses Maß an Sicherheit, zum anderen kann diese der Pflegekraft ebenfalls Informationen zu Gewohnheiten und Verhalten vermitteln. Dies lässt sich ebenfalls anhand der mangelnden zentralen Kohärenz erklären. (Preißmann 2013, 3061ff.; Sappok 2011, 41)

Zu Beginn des Gesprächs kann es hilfreich sein, nach Interessen des Patienten zu fragen. Da Menschen mit Asperger, wie in 2.2 beschrieben, häufig spezielle Interessen haben, kann dies als guter Einstieg dienen. Vor allem aber kann der Patient sich erst einmal in einem ihm vertrauten Thema bewegen. Dies gibt ihm Sicherheit und fördert die Beziehung zu der Pflegefachkraft, außerdem stellt es eine wertschätzende Art der Kommunikation dar. Da es vorkommen kann, dass die Patienten im Umgang mit dem anderen Geschlecht Schwierigkeiten haben und dies ein zusätzlicher Stressfaktor sein kann, sollte dies im Vorfeld geklärt werden. Ist es der Pflegefachkraft möglich, eine Beziehung zum Patienten aufzubauen, sollte diese sich ihm als Bezugspflegefachkraft anbieten. Dadurch hat der Patient stets einen gezielten Ansprechpartner. Die Bezugspflegefachkraft, kann ihm außerdem ihre Dienste mitteilen, dies verringert ebenfalls den Stressfaktor, weil der Patient weiß, wann sein Hauptansprechpartner da ist. Zusätzlich ist es wichtig, dass evtl. bestehende Zwänge respektiert werden. Der Patient führt diese aus, um ein gewisses Maß an Sicherheit zu erlangen. Pflegefachkräfte sollten folglich die Stereotypen eines Asperger Patienten kennen und respektieren, da diese ebenfalls zu einer positiven Beziehung beitragen können, siehe Kapitel 2.2. Diese Punkte lassen sich sowohl mit fehlenden Spiegelneuronen, der „Theory of Mind" oder der mangelnden zentrale Kohärenz begründen, es führt vielmehr alles zusammen. (Sappok 2012, 41)

Bei Berührungen, die z.B. bei der Blutdruckmessung im Bereich des Anamnesegesprächs nötig ist, sollte stets darauf geachtet werden, diese vorher anzukündigen und ggf. zu erklären. Ist der Blutdruck bspw. erst in der Notaufnahme gemessen worden und war im Normbereich, sollte abgewägt werden, ob diese Berührung wieder notwendig ist. Berührungen sollten folglich auf ein Mindestmaß beschränkt werden, da sie, wie in Kapitel 2.2 beschrieben evtl. Angst beim Patienten auslösen. Diese Angst kann bis hin zu Halluzinationen führen und schwere Folgen für zukünftige Berührungsversuche haben. Dies ist auf die mangelnde zentrale Kohärenz zurückzuführen. (Sappok 2012, 41)

Sensorisch darf es zu keiner Überflutung kommen. So sollte mit dem Patienten geklärt werden, auf was er besonders negativ reagiert, um dies vermeiden oder reduzieren zu können (Sappok 2012, 41).

Beim Erfragen von gewissen Parametern, wie bspw. Schmerzen, können Skalierungen eine Hilfe sein. So kann der Patient mit Hilfe der Schmerzskala seine Schmerzintensität ausdrücken. (Sappok 2012, 41)

Ist das Gespräch beendet, sollte dem Patienten dies auch deutlich vermittelt werden.

4   Zusammenfassung und Fazit

Zu Beginn dieser Hausarbeit wurde die Autismus-Spektrum-Störung beschrieben um einen Überblick zu verschaffen. Daraufhin kam es zu einer näheren Beschreibung des Asperger-Syndroms, welches sich als Teil des Autismus-Spektrums beschreibt. Im darauffolgenden Teil wurde der Begriff „Barrierefreiheit" definiert und anschließend in Zusammenhang mit dem pflegerischen Anamnesegespräch bei Patienten mit Asperger-Syndrom gebracht.

Die Autorin empfand diese Thematik sehr interessant, da sie bisher kaum Informationen und Basiswissen über das Asperger-Syndrom bzw. Autismus-Spektrum-Störungen erworben hatte. Es gibt auch weiterhin Fazits und Fragen die sich aus dieser Arbeit für die Autorin entwickelt haben. Zum einen stellt sich ihr die Frage, ob der Begriff „Barrierefreiheit" ein glücklich gewählter Begriff ist. Mit „Barrierefreiheit" verbindet ein Großteil der Menschen lediglich - bauliche Gegebenheiten. In der UN-Behindertenrechtskonvention, ist jedoch jeder gemeint, der im Alltag eingeschränkt ist, sei es körperlich oder seelisch (Deutsches Institut für

Menschenrechte 2006). Sie teilt hier die Auffassung, die Wilnsdorf 2013 im „Hamburger Ärzteblatt" bereits im ersten Abschnitt deutlich macht. So wird auch in „Ich muss ins Krankenhaus…Und nun?", sowie durch das Bundeskompetenzzentrum Barrierefreiheit, vermehrt auf körperliche Behinderungen eingegangen. Doch hier stellt sich für die Autorin die Frage „Warum ist das so?". Zusätzlich sollte auch Artikel 1 des Grundgesetzes bedacht werden, „Die Würde des Menschen ist unantastbar. Sie zu achten und zu schützen ist Verpflichtung aller staatlichen Gewalt." (Stascheit 2013, 16). An dieser kommt die Frage auf, passiert dies in der Akutversorgung, am Bespiel der pflegerischen Aufnahme, bei Patienten mit Asperger-Syndrom? Werden hier außerreichend Menschenrechte gewahrt und aus politischer Sicht dies auch möglich gemacht? Ein weiteres Fazit ist, dass Pflegefachkräfte im Akutbereich, viel zu wenig über den Umgang mit Asperger Patienten informiert sind. Welche Folgen sich für die Patienten durch fehlerhaften Umgang ergeben können wird in der Literatur ausreichend beschrieben (vgl. Literaturverzeichnis). Durch mehr Wissen und Richtlinien könnte die Versorgung von Asperger Patienten im Krankenhaus ein ganz anderes Maß an Qualität erreichen. Für manche Patienten kann dies auch die „Scheu" vor medizinischen Maßnahmen nehmen und er würde „früher" zum Arzt gehen, als dies vielleicht aktuell der Fall ist. Außerdem stellt sich für die Autorin die Frage, wie mit immer weniger und/oder weniger qualifiziertem Personal, ein solches Maß an Qualität in der Akutversorgung überhaupt erreicht werden soll. Es sollte weiterführend doch politisch darüber nachgedacht werden, ob es im Krankenhaus zu Abrechnungsformen auch nach pflegerischem Aufwand, und nicht nur medizinischen Diagnosen, kommen sollte. Dies würde langfristig, wenigstens finanziell, dazu führen dass Pflegefachkräfte die Zeit dafür haben Barrierefreiheit in allen Bereichen umsetzen zu können.

Abschließend ist zu sagen: „Barrierefreiheit" ist für die Autorin, eine absolut schlechte Formulierung im Bereich Behinderung, da dieser Begriff viel zu wenig abdeckt, was wiederrum zu mangelhafter „Behindertengerechtigkeit" und Erhaltung der menschlichen Würde führt.

Literaturverzeichnis

Berger, Mathias; Hecht, Heide; Angenendt, Jörg (Hg.) (2012): Psychische Erkrankungen. Klinik und Therapie ; [Buch + umfangreiche Online-Inhalte ; mit dem Plus im Web, Zugangscode im Buch]. Deutsches Cochrane-Zentrum. 4. Aufl. München: Elsevier Urban & Fischer.

Bienstein, Christel: Grußwort. In: ForseA e.V Forum selbstbestimmter Assistenz behinderter Menschen (Hg.): Ich muss ins Krankenhaus ... und nun? Unter Mitarbeit von Ralph Möhler. Berlin, S. 7.

Budroni, Helmut: Ich muss ins Krankenhaus ... und nun? Unter Mitarbeit von Ralph Möhler. Hg. v. ForseA e.V Forum selbstbestimmter Assistenz behinderter Menschen. Berlin. Online verfügbar unter http://www.forsea.de/projekte/Krankenhaus/kh_start.shtml, zuletzt geprüft am 21.04.2014.

Bundeskompetenzzentrum Barrierefreiheit (BKB) (2014): Barrierefreiheit. Hg. v. Der Verein der Behindertenverbände zur Umsetzung des Behindertengleichstellungsgesetzes. Online verfügbar unter http://www.barrierefreiheit.de/barrierefreiheit.html, zuletzt geprüft am 21.04.2014.

Deutsches Institut für medizinische Dokumentation und Information (DIMDI) (2014): Internationale statistische Klassifikation der Krankheiten und verwandter Gesundheitsprobleme 10. Revision German Modification Version 2014. Hg. v. World Health Organisation. Online verfügbar unter http://www.dimdi.de/static/de/klassi/icd-10-gm/kodesuche/onlinefassungen/htmlgm2014/block-f80-f89.htm#F84, zuletzt geprüft am 21.04.2014.

Deutsches Institut für Menschenrechte (2006): Behindertenrechtskonvention (CRPD). Hg. v. United Nations. Online verfügbar unter http://www.institut-fuer-menschenrechte.de/?id=467, zuletzt geprüft am 21.04.2014.

Ebert, Dieter; Fangmeier, Thomas; Lichtblau, Andrea (2013): Asperger-Autismus und hochfunktionaler Autismus bei Erwachsenen. Das Therapiemanual der Freiburger Autismus-Studiengruppe. Göttingen: Hogrefe. Online verfügbar unter http://books.google.de/books?id=-8tNQ9uTbqQC&pg=PA85&lpg=PA85&dq=Tebartz+van+Elst,+L.,+Peters,+J.,+Fangmeier,+T.,+Lichtblau,+A.,+%26+Ebert,+D.+(2009).+Aspergersyndrom+bei+Erwachsenen+-+Typisch+Atypisch.+Der+Neurologe+%26+Psychiater,+3,+47+-+53.&source=bl&ots=2DcgBJTMTa&sig=JRYQC_n4S-WFYIBR_2_AHkYolW8&hl=de&sa=X&ei=KttGU7q_O7OO7QaRoIDADg&ved=0CDoQ6AEwAQ#v=onepage&q=Tebartz%20van%20Elst%2C%20L.%2C%20Peters%2C%20J.%2C%20Fangmeier%2C%20T.%2C%20Lichtblau%2C%20A.%2C%20%26%20Ebert%2C%20D.%20(2009).%20Aspergersyndrom%20bei%20Erwachsenen%20-%20Typisch%20Atypisch.%20Der%20Neurologe%20%26%20Psychiater%2C%203%2C%2047%20-%2053.&f=false, zuletzt geprüft am 21.04.2014.

Ebert, Dieter; van Tebartz Elst, Ludger (2012): Das Asperger-Syndrom im Erwachsenenalter. In: Mathias Berger, Heide Hecht und Jörg Angenendt (Hg.): Psychische Erkrankungen. Klinik und Therapie ; [Buch + umfangreiche Online-Inhalte ; mit dem Plus im Web, Zugangscode im Buch]. 4. Aufl. München: Elsevier Urban & Fischer, S. 839–848. Online verfügbar unter https://www.google.de/url?sa=t&rct=j&q=&esrc=s&source=web&cd=1&cad=rja&uact=8&ved=0CDMQFjAA&url=http%3A%2F%2Fpsychische-erkrankungen.psychiatriewelt.de%2Fcontent%2Fpdfs%2Fchapter_026.pdf&ei=Nt1GU7S

wDs_B7AbqyoGwCA&usg=AFQjCNEg236zcJUqlkcPc4lNgX0ZGSGeeA&sig2=OBgiCYi5
37dNLUL-QyEDJw&bvm=bv.64507335,d.ZGU, zuletzt geprüft am 21.04.2014.

Gallese, Vittorio (2006): Intentional attunement: A neurophysiological perspective on
social cognition and its disruption in autism. In: Brain research (1079), S. 15–24.

Menche, Nicole; Allert, Gebhard (2004): Pflege heute. Lehrbuch für Pflegeberufe. 3. Aufl.
München: Elsevier Urban & Fischer.

Preißmann, Christine (2013): Asperger: Leben in zwei Welten. Betroffene berichten: Das
hilft mir in Beruf, Partnerschaft amp; Alltag. 2. Aufl. s.l: Trias. Online verfügbar unter
http://ebooks.ciando.com/book/index.cfm/bok_id/1059172, zuletzt geprüft am 21.04.2014.

Pschyrembel, Willibald; Dornblüth, Otto (Hg.) (2004): Pschyrembel Klinisches
Wörterbuch. [… enthält … 330 Tabellen]. 260. Aufl. Berlin: de Gruyter.

Remschmidt, Helmut (2008): Autismus. Erscheinungsformen, Ursachen, Hilfen. 4. Aufl.
s.l: C. H. Beck Verlag.

Remschmidt, Helmut; Kamp-Becker, Inge (2006): Asperger-Syndrom. Berlin, Heidelberg:
Springer Medizin Verlag Heidelberg (Manuale psychischer Störungen bei Kindern und
Jugendlichen). Online verfügbar unter
http://site.ebrary.com/lib/alltitles/docDetail.action?docID=10144829, zuletzt geprüft am
21.04.2014.

Remschmidt, Helmut; Kamp-Becker, Inge (2007): Das Asperger-Syndrom – eine
Autismus-Spektrum-Störung. In: Deutsches Ärzteblatt 104 (13), S. A873-A882. Online
verfügbar unter http://www.aerzteblatt.de/archiv/55038/Das-Asperger-Syndrom-eine-
Autismus-Spektrum-Stoerung, zuletzt geprüft am 21.04.2014.

Roy, Mandy; Dillo, Wolfgang; Emrich, Hinderk M.; Ohlmeier, Martin D. (2009): Das
Asperger-Syndrom im Erwachsenenalter. In: Deutsches Ärzteblatt 106 (5), S. 59–64.
Online verfügbar unter http://www.aerzteblatt.de/archiv/63173/Das-Asperger-Syndrom-
im-Erwachsenenalter , zuletzt geprüft am 21.04.2014.

Sappok, Tanja (2011): Barrierefreier Zugang zur Versorgung. Menschen mit Autismus. In:
Deutsches Ärzteblatt 1 (44), S. A2326-A2328. Online verfügbar unter
http://www.lebenshilfe.de/wData/downloads/checkliste.pdf, zuletzt geprüft am
21.04.2014.

Stascheit, Ulrich (2013): Gesetze für Sozialberufe. Die Gesetzessammlung für Studium
und Praxis. 22., überarbeitete Auflage, Stand 1.2.2013. Frankfurt am Main:
Fachhochschulverl. Verl. für Angewandte Wissenschaften (Fachhochschulverlag, 30).

Vogeley, Kai (2012): Anders sein. Asperger-Syndrom und Hochfunktionaler Autismus im
Erwachsenenalter ? Ein Ratgeber. 1. Aufl. s.l: Beltz.

Wilsdorf, Sandra (2007): Medizinische Versorgung von Menschen mit Behinderung. Es
geht um Hindernisse und Hilfen, sie zu überwinden, um Barrieren auf dem Boden und in
den Köpfen. Eine Welt ohne Hindernisse - geht das? In: Hamburger Ärzteblatt 67 (06/07),
S. 12–17. Online verfügbar unter http://www.aerztekammer-
hamburg.de/funktionen/aebonline/pdfs/1370940466.pdf, zuletzt geprüft am 21.04.2014.